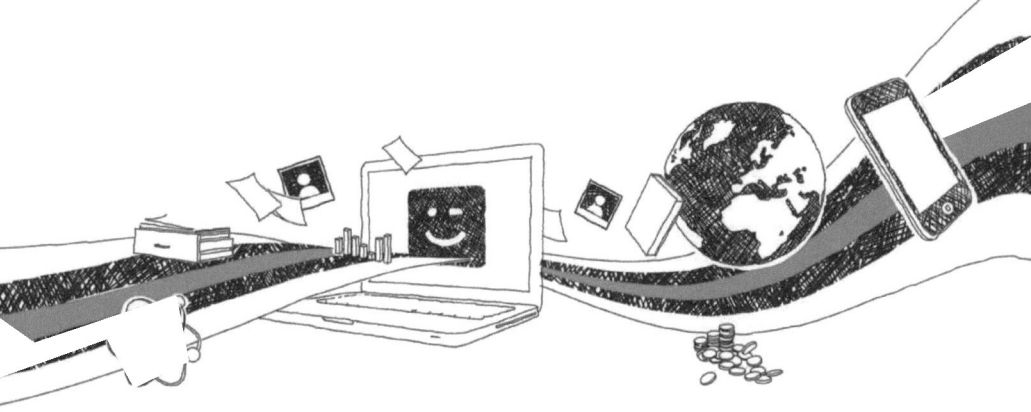
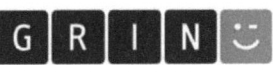

Anna Bayer

Konzept zur individuellen Gesundheitsförderung

GRIN Verlag

Bibliografische Information der Deutschen Nationalbibliothek:

Die Deutsche Bibliothek verzeichnet diese Publikation in der Deutschen National-
bibliografie; detaillierte bibliografische Daten sind im Internet über http://dnb.d-
nb.de/ abrufbar.

Impressum:

Copyright © 2012 GRIN Verlag GmbH
Druck und Bindung: Books on Demand GmbH, Norderstedt Germany
ISBN: 978-3-656-40840-6

Dieses Buch bei GRIN:

http://www.grin.com/de/e-book/212519/konzept-zur-individuellen-gesundheitsfoer-
derung

GRIN - Your knowledge has value

Der GRIN Verlag publiziert seit 1998 wissenschaftliche Arbeiten von Studenten, Hochschullehrern und anderen Akademikern als eBook und gedrucktes Buch. Die Verlagswebsite www.grin.com ist die ideale Plattform zur Veröffentlichung von Hausarbeiten, Abschlussarbeiten, wissenschaftlichen Aufsätzen, Dissertationen und Fachbüchern.

Besuchen Sie uns im Internet:

http://www.grin.com/

http://www.facebook.com/grincom

http://www.twitter.com/grin_com

Inhaltsverzeichnis

1 Grundlegende Angaben zum Schwerpunktthema

In Zeitschriften und anderen Medien lesen wir von „Silver Ager", „Best Ager" oder auch „Golden Oldies". (vgl. HEINING, 2012, S. 50 ff.)

Viele Namen für eine bestimmte Personengruppe, doch was steckt hinter all diesen Benennungen? Unvermeidbar werden Generationen in eine Schublade gesteckt und auf das Alter reduziert betrachtet. Schade eigentlich, denn viele voreingenommene Assoziationen verhindern hier einen erweiterten Blickwinkel. Prognosen zufolge soll es bald weitaus mehr Menschen über 50 Jahre als Menschen unter 20 Jahre geben. Durch §§ 20 und 20a SGB V wird bereits deutlich, dass eingeschränkte Beweglichkeit, chronisch-degenerative Erkrankungen des aktiven und passiven Bewegungsapparates, der demographische Alterungsprozess und die sich wandelnden Anforderungen in der Arbeitswelt die Belastbarkeit der Älteren unausweichlich verändern (vgl. GKV-SPITZENVERBAND, 2010, S. 5). So werden diese Generationen auch in Deutschland zunehmend Thema im Gesundheitssektor. Viele Senioren im Alter von 60 Jahren und älter leben heutzutage noch stark erlebnisorientiert oder zeigen Interesse an einer aktiven Lebensgestaltung. Dieser Aspekt führt aufgrund eines erhöhten Bedarfs der Zielgruppe an Bewegung zur Notwendigkeit gesundheitsorientierter und betreuter Konzepte. Geht man davon aus, dass neben der passiven Lebensgestaltung jeweils ein Drittel der Generation „60 Plus" interessiert bzw. bereits aktiv ist, so steht dem Gesundheits- und Fitnessmarkt ein nicht zu vernachlässigendes Klientel zur Verfügung. Der Bedarf an Unterstützung und Korrektur im Training ist besonders bei älteren und / oder untrainierten Personen groß. Nachfolgende Konzeption befasst sich mit genau diesem Themenfeld, wobei die Spezialisierung auf Frauen („Girls") im hohen Alter („Golden") bereits mit der Benennung deutlich wird.

Tab. 1: Grundlegende Angaben zur geplanten Präventionsmaßnahme

MERKMALE	BESCHREIBUNG
Titelauswahl	„Golden Girls - Frauen leben aktiv"
Handlungsfeld	Bewegungsgewohnheiten
Präventionsprinzip	Vorbeugung und Reduzierung spezieller gesundheitlicher Risiken durch geeignete verhaltens- und gesundheitsorientierte Bewegungsprogramme

Im Rahmen des konzeptionellen Aufbaus, wird in Kapitel 1 durch epidemiologische Daten nochmals die Notwendigkeit des Bewegungsprogrammes für eine definierte Zielgruppe unterstrichen und bereits Kernziele der Konzeption hervorgehoben. Kapitel 2 geht auf die inhaltliche Grobplanung ein, welche im Kapitel 3 durch die methodisch-didaktische Detailplanung ausführlich dargestellt wird. Zuletzt befasst sich Kapitel 4 mit der Datenerhebung und Kursevaluation, sodass eine nachträgliche Konrolle bzw. Verbesserung des Kurses gewährleistet wird.

1.1 Daten zum bestehenden Gesundheitsproblem

Laut WHO seien „(...) im Jahr 2020 70 % aller Krankheiten, die zum Tode führen, Lifestyle-bedingt (...)". (KÜNSTLINGER, 2003, S. 335)

Dieses Statement lässt die künftige Situation des menschlichen Lebensstils vorausahnen und somit auch die des Bewegungsverhaltens. Körperliche Inaktivität trägt hier entscheidend zur Problematik bei, was sich im Laufe des Lebens jedes Einzelnen festigt und teilweise irreversibel bleibt. Verbindet man diese lebensstilbedingten Veränderungen mit denen des demografischen Wandels, so wird deutlich, dass neue Handlungsschritte notwendig werden, um negativen Folgen entgegen zu wirken.

In verschiedensten Abbildungen von Alterspyramiden zum demografischen Wandel in Deutschland wird ersichtlich, dass sich diese - geprägt von geschichtlichen Ereignissen - hin zu einer Glockenform wandelt (vgl. Anhang 1). Zwei hauptsächliche Gründe verändern die ursprüngliche Pyramidenform: Einerseits verschmälern Geburtenrückgänge die Basis. Andererseits steigt die Lebenserwartung und die Spitze der Alterspyramide wird breiter (vgl. BETZ et al., 2007, S. 33 f.). Diese Form wird wohl nicht aufrecht erhalten bleiben. „(...) [G]eburtenschwache Jahrgänge, die ihre Elterngeneration nur zu zwei Drittel ersetzen (...)" (BETZ et al., 2007, S. 34), werden dieses Defizit an Geburten möglicherweise fortsetzen, was langfristig zu einem Geburtenrückgang und demnach zur Schrumpfung der Bevölkerung führt. Eine gleichzeitig höhere Lebenserwartung lässt den Entschluss fassen, die älteren Generationen dementsprechend länger gesund im Arbeitsmarkt zu halten. Bleibt es bei einem niedrigen Geburtenniveau, so steht eine immer kleiner werdende Gruppe der in Renten- und Krankenversicherung einzuzahlenden Erwerbstätigen der wachsenden Zahl älterer Menschen gegenüber. Beiträge der Krankenkassen werden erhöht und Renten gekürzt (vgl. BIRG, 2004, S. 4). Das bedeutet für den Gesundheitsmarkt eine neue Spezifizierung und Ausrichtung bezüglich der Zielgruppen. Hier rückt vor allem Eigenverantwortung jedes Einzelnen in den Vordergrund, was durch kompetentes und geschultes Personal vermittelt werden muss.

Als weiterer Punkt soll der gegenwärtige Altersaufbau in hohen Altersjahren aufgeführt werden (s. Anhang 1). Mit zwei Weltkriegen und den dabei unzählig gefallenen Soldaten, rechtfertigt sich ein generationsbezogener Frauenüberschuss, der sich über Jahre fortsetzt. Hier wird eine Überleitung zu frauenspezifischen Alterungsprozessen geschaffen und mit verschiedenen Beweislagen kritisch belegt, womit die Notwendigkeit des Kurskonzeptes verdeutlicht werden soll. In Abhängigkeit vom individuellen Leistungsniveau fanden BLAIR et al. (1989) heraus, dass die Gesamtsterblichkeitsrate bei Frauen mit schlechtem Fitnesszustand bei 5,3 liegt. Das sind im Vergleich zu Frauen mit einem guten Fitnesszustand vier mehr. Die Abbildung in Anhang 2 verschafft einen groben Überblick zu den Auswirkungen, die ein körperliches Training auf verschiedene Krankheitsbilder in Abhängigkeit vom Fitnesszustand hat.

Eines dem passiven Bewegungsapparat betreffendes Krankheitsbild ist die Osteoporose. Besonders Frauen sind im Alter durch den sinkenden Östrogenspiegel von dieser Knochenerkrankung betroffen. Im Jahre 2008 entstanden laut dem Statistischen Bundesamt in Deutschland Behandlungskosten für Prävention sowie Rehabilitation in Höhe von ca. 254,3 Milliarden Euro. (STATISTISCHES BUNDESAMT, 2008). Neben Herz-Kreislauf-Leiden, Krankheiten des Verdauungssystems sowie der Psyche, fielen hier Muskel-Skelett-Erkrankungen mit 28,5 Milliarden Euro unter den vier kostenintensivsten Krankheitsbildern.

Kosten in Milliarden

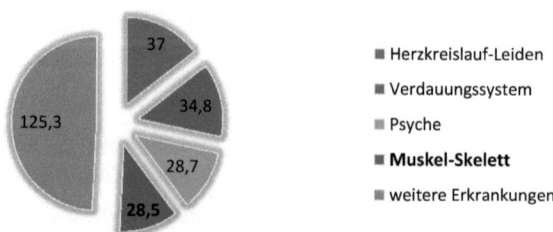

Abb. 1: Vier der kostenintensivsten Krankheitsbilder (eigene Darstellung)

Deutlich wird auch, dass die Kosten mit zunehmenden Alter und speziell bei Frauen höher ausfallen (s. Anhang 3). Allen aufgeführten Daten zufolge wird die Umsetzung eines altersadäquaten Bewegungsangebotes, welches sich vorbeugend und zielgruppengerecht mit den Muskel-Skelett-Erkrankungen beschäftigt, umso wichtiger. Hier soll Wert auf eine Kombination von dosiertem Ausdauer-, Kraft- sowie Beweglichkeitstraining gelegt werden, um die Stoffwechselaktivität zu sichern und um die passiven Strukturen im Körper zu stützen.

1.2 Forschungsergebnisse als Wirksamkeitsbeleg

Damit der Einsatz kraftorientierter Methoden im Bereich degenerativer Prozesse belegt wird, befasst sich folgender Abschnitt mit dem aktuellen Forschungsstand. Dabei ist mit dem Vibrationstraining eine Trainingsmethode entwickelt worden, die im Zusammenhang mit mehreren Risikofaktoren - unter anderem Knochen- schwund - diskutiert werden kann. In den aufgeführten Studienuntersuchungen sollen Effekte und Möglichkeiten von Krafttraining durch die weiteren Vorteile eines zeitsparenden Vibrationstrainings evidenzbasiert untermauert werden.

Das Institut für Medizinische Physik an der Friedrich-Alexander Universität Er- langen-Nürnberg untersuchte die Wirkung von Muskeltraining auf Knochendich- te sowie Sturzhäufigkeit von Frauen nach der Menopause. Insgesamt 151 Frauen im Durchschnittsalter von $68,5 \pm 3,1$ Jahren wurden in drei Gruppen unterteilt.

Gruppe 1: klassische (Multifunktions-)Training-Gruppe (TG)

Gruppe 2: Multifunktionstrainingsgruppe mit Ganzkörpervibration (VTG)

Gruppe 3: Wellness-Kontrollgruppe (KG)

Zweimal pro Woche wurde in Gruppe 1 + 2 ein Multifunktionstraining (Aerobic, Gleichgewichtstraining, funktionelle Kräftigung) durchgeführt. Das 60-minütige Programm wurde bei Gruppe 1 + 2 in den letzten 15 Minuten mit Beinkräfti- gungsübungen beendet, wobei in der VTG Vibrationsplatten eingesetzt wurden. Die Wellnessgruppe führte ein Gymnastik- und Entspannungsprogramm durch. Als Pre- und Posttestung im Zeitraster von 12 Monaten wurde die Knochendichte an Hüfte und Lendenwirbelsäule (LWS) gemessen, wobei Sturzereignisse täglich erfasst wurden. Ein relevantes Ergebnis nach einem Jahr war, dass bei den Trai- ningsgruppen 1 + 2 eine Steigerung der Knochendichte an der LWS (VTG: + 1,17 $\pm 2,4\%$ vs. TG: + 1,73 $\pm$ 2,4%) zu verzeichnen war, während in der KG zum Teil sogar ein Verlust festzustellen war(- 0,9 $\pm$ 2,5). Durch das Vibrationstraining wies die VTG mit einer Sturzrate von 0,43 Stürzen pro Teilnehmerin pro Jahr eine signifikant niedrigere Sturzhäufigkeit auf. Vergleichsweie kam es innerhalb der KG zu rund 1,14 Stürzen pro Teilnehmerin.

In der zweiten Studie befasste sich die Medizinische Universitätsklinik Tübingen, (Abteilung Sportmedizin) mit der Wirkung des Vibrationstrainings bezüglich therapeutischer Maßnahmen zur Behandlung von Gonarthrosepatienten (= Verschleiß am Kniegelenk) und verglich diese mit klassischem Krafttraining. Eine Gonarthrosesportgruppe von 39 Teilnehmern wurde auch hier randomisiert in drei Gruppen aufgeteilt. Analog zur ersten Studie, erfolgte die Aufteilung in eine Gruppe mit Vibrationstraining (1), eine Gruppe mit konventionellem Krafttraining (2) und eine Kontrollgruppe (3).

Mit den Gruppen 1 + 2 wurde ein achtwöchiges Krafttraining für die Oberschenkelmuskulatur durchgeführt. Hierfür trainierte Gruppe 1 zweimal pro Woche jeweils 16 Minuten. Gruppe 2 bei gleicher Häufigkeit 45 Minuten lang. Zur Ermittlung der Ergebnisse fand vor und nach dem Training eine Messung der isometrischen Maximalkraft von Extensoren (60° Knieflexion) und der isokinetischen Flexions- und Extensionskraft (60°/s) in der Konzentrik statt. Unterschieden wurden beide Beine nach dem Grad der Gonarthrose. Zusätzlich diente ein Schmerztagebuch zur subjektiven Erfassung der Trainingswirksamkeiten. Heraus kam, dass in beiden Trainingsgruppen eine Zunahme sowohl für die isometrische Extensionskraft, als auch für die isokinetische Flexions- und Extensionskraft zu verzeichnen war. Beide Messungen waren jedoch in der Vibrationsgruppe noch signifikanter. Positiv war außerdem, dass bei Gruppe 1 + 2 die Schmerzen durch das Training zurückgegangen sind.

Beide Studienuntersuchungen, sowohl geschlechts- als auch altersspezifisch, konnten nochmals die positiven Auswirkungen eines Krafttrainings unterstreichen und zudem vielversprechende Effekte eines Vibrationstrainings hervorbringen. Im Hinblick auf die geplante Präventionsmaßnahme nach den Vorgaben des GKV-Spitzenverbandes, bleibt der Fokus auf Kleingeräte und funktionsgymnastische Übungen. Hierfür gilt es weitere Kriterien festzulegen und zu definieren.

1.3 Zielgruppe

Mit dem Kurs sollen Frauen ab 60 Jahren aufwärts angesprochen werden, die aufgrund ihrer privaten und / oder beruflichen Situation über Bewegungmangel klagen und so vermehrt den Risiken der Muskel-Skelett-Leiden ausgesetzt sind. Die Kundinnen fallen zum Einen unter dem Präventionsstandard *Primärpräventi-on*. Hier wird bei gesunden Personen auf Maßnahmen gezielt, welche zur Erhaltung der Gesundheit bzw. zur Vorbeugung von Krankheiten dienen. Zum Anderen sind für Frauen, die der *Sekundärprävention* zuzuordnen sind, Maßnahmen bei bestehenden Risikofaktoren anzuwenden, die eine Erkrankung vermeiden sollen. Dabei gilt für alle Interessenten, eine Gesundheitsprüfung vom Arzt vorweisen zu können. Bei bereits bestehenden Risikofaktoren benötigt die Interessentin eine Bescheinigung vom Arzt, die die Teilnahme am Kurs als unbedenklich freigibt. Frauen, die unter Tertiärprävention fallen und Maßnahmen benötigen, die eine Verschlechterung der bisherigen Erkrankung verhindern sollen, können nicht am Kurs teilnehmen. Ebenso Reha-Patienten, denn eine ständige ärztliche Betreuung im Studio ist im Rahmen dessen nicht möglich. Der Fokus liegt in erster Linie auf Frauen, die in einseitig oder spezifisch geprägten Berufsfeldern tätig sind und Frauen im Rentnerdasein. Der Sozialstatus soll keine Rolle spielen.

Im Anbetracht der oben aufgeführten Daten zum bestehenden Gesundheitsproblem und der daraus resultierenden Folgen für die Gesellschaft sollen in einer Tabelle alle wichtigen Merkmale für die Zielgruppe aufgeführt werden.

Tab. 2: Zielgruppe für die geplante Interventionsmaßnahme

ZIELGRUPPENMERKMALE	BESCHREIBUNG
Alter	60 +
Geschlecht	weiblich
Familienstand	*keine Vorgaben*
Beruf / Sozialstatus	spezielle, einseitige Beschäftigung und Rentnerdasein
Gesundheitszustand	✓ aus medizinischer Sicht bedenkenlose Teilnahme möglich ✓ altersbedingte, degenerative Verschleißerscheinungen im Anfangsstadium
Gesundheitsverhalten	✓ untrainiert ✓ keine / unregelmäßige sportliche Aktivität

Tab. 3: Zielgruppe für die geplante Interventionsmaßnahme

Kontraindikationen	✓ bestehendes Übergewicht (BMI > 28) ✓ massive Probleme am Bewegungsapparat (Arthrose und/oder Osteoporose im fortgeschrittenen Stadium) ✓ Hypertonie Stufe 2 (>160/100) ✓ akute Thrombose
Teilnehmermotive/-ziele	✓ körperliche Aktivität (in den Alltag integrieren) ✓ Fit im Alter ✓ Freizeitgestaltung

Besonders für interessierte Neueinsteiger im Bereich Sport und Bewegung bietet dieses Konzept eine Basis für die Aufrechterhaltung und womöglich sogar Verbesserung des bisherigen Lebensstandards. Frauen, deren körperliche Belastung einseitig oder speziell geprägt ist, soll dieses Programm zugutekommen. Hierzu zählen beispielsweise Büroangestellte, deren Muskulatur durch ständige Sitzhaltung geschwächt ist und allgemein zu wenig Bewegung gegenwärtig ist. Desweiteren kann Dysbalancen oder Fehlhaltungen, welche oft unter monotonen Bedingungen entstehen, entgegengewirkt werden. Die Teilnahme von Frauen mit körperlich hoher Anstrengung soll eine positive Wirkung auf das Körperbewusstsein und die ergonomische Ausführung von Bewegungen erzielen. Frauen im Rentendasein können von diesem Angebot, welches einfache und dennoch wirkungsvolle Inhalte vorsieht, im hohen Alter noch profitieren. Im Rahmen des natürlichen Alterungsprozesses baut der menschliche Körper an Muskelmasse ab. Ein effektives Training erhält den Körper belastbar und schmerzfrei.

1.4 Festlegung der übergeordneten Ziele

Um einen für die Zielgruppe wünschenswerten Zustand zu erreichen, werden zunächst übergeordnete Ziele für das geplante Präventionsangebot definiert:

(1) Aufbau eines fundierten Gesundheitsbewusstseins

(2) Dauerhafte Umstellung des Aktivitätsverhaltens

(3) Eigenverantwortung manifestieren

(4) Nachhaltigkeit / langfristige Sicherung des Bewegungsverhaltens

Obwohl sich viele ältere Menschen noch bewegen wollen rückt allgemein ein Mangel an Bewegung in unserer Gesellschaft immer mehr ins Rampenlicht. Gerade im Alter hat dieser umso stärker negative Folgen in Bezug auf die Bewältigung des Alltags. Personen, die viele Jahre kaum Sport getrieben haben bzw. diesen vollkommen aufgegeben haben, bringen oftmals geringe Eigeninitiative mit, sich alleine sportlich zu betätigen. Die Tatsache, dass sich ihr Zustand so nicht verbessern, sondern vielmehr noch verschlechtern wird, ist ihnen womöglich nicht genug bewusst. Um eine effektive Stärkung der physischen und psychischen Gesundheitsressourcen sowohl zu erzielen als auch zu erhalten, müssen den Frauen hinreichend Wissen, Sicherheit und Motivation vermittelt werden. „Durch regelmäßiges Training (…) verbessert sich [i]hr Durchhaltevermögen und damit [i]hre Konzentrationsfähigkeit (…). Als Ergebnis halten [s]ie körperlich und mental länger durch." (MORIABADI, 2004, S. 11)

Der Gang in ein Fitnessstudio erscheint für viele auf den ersten Blick wenig attraktiv. Neben der wichtigen Aufgabe zur Schaffung einer Integration im Studio, hat das Kurskonzept die Intention, den Frauen die Wichtigkeit und die Sinnhaftigkeit eines Bewegungsprogrammes im Gedächtnis zu verankern. Eine langfristige und selbstständige Anwendung des Erlernten ist letztendlich wünschenswert.

2 Inhaltlich-organisatorische Grobplanung

Zur Umsetzung des erläuterten Kurskonzeptes sei an dieser Stelle der grobe Rahmenplan dargestellt:

Tab. 4: Überblick der inhaltlich-organisatorischen Grobplanung

PARAMETER	EIGENSCHAFTEN
allgemeine Kursinhalte	✓ Verbesserung physischer Ressourcen ✓ Gruppendynamik schaffen ✓ Hintergrund- und Basiswissen vermitteln ✓ Maßnahmen zur Integration des Gelernten in den Alltag der Senioren
Gesamtdauer	8 Wochen
Anzahl und Zeitdauer der KE pro Woche	2 x 60 Minuten / Woche
Zeitaufteilung Theorie (T) und Praxis (P)	**Dienstag**: T 20' und P 40' von 14:00 – 15:00 Uhr **Donnerstag**: P 60' von 14:00 – 15:00 Uhr
Teilnehmerzahl	8-12 pro Kurseinheit
notwendige Ressourcen	T: Beamer, Notebook, Flipchart, Stifte, Tische, Stühle P: Kursraum, Gymnastikmatten, Pezzibälle, Therabänder, Kurzhanteln (1-2 kg), Messgeräte (Muskelmasse, Hf_{Ruhe}), Galileo-Vibrationsplatte

Tab. 5: Überblick der inhaltlich-organisatorischen Grobplanung

Anzahl und Qualifikation des Betreuungspersonals	*1 Trainer*: Qualifikation im Bereich funktionelles Training, Trainer-B-Lizenz; Basisqualifikation im Bereich Gruppentraining (wünschenswert, nicht zwingend notwendig); 3 Jahre Berufserfahrung mit Senioren; mind. 25 Jahre alt
	1 Physiotherapeut (abgeschlossene Ausbildung und mind. 1 Jahr Berufserfahrung)
Kursanbieter	Lady-Fit, ein gesundheitsorientiertes Fitnessstudio für Frauen

Wie aus Punkt 1.1 bereits hervorgeht gehören die Auswirkungen von Bewegungsmangel zu den größten Problemen und kostenintensivsten Faktoren. Die Wahl des Kursschwerpunktes fiel somit nicht willkürlich aus. Vielmehr wird im Hinblick auf die im Punkt 1.4 aufgestellten Grobziele ein fundiertes, fachliches Wissen zusammen mit sportlicher Betätigung vermittelt, um den bisherigen Alltag der Teilnehmerinnen aufzuwerten und um neue Verhaltensweisen zu implementieren. Bewegungsmuster werden stark von langjährig alltäglichen Verhaltensweisen beeinflusst. Zu wissen, welche Risikofaktoren es gibt und wie man damit umgehen kann, dient als Basis für Verhaltensänderungen. Inhaltlich ist diese Basis ausschlaggebend für eine langfristige Verbesserung der gesundheitlichen Situation und soll in Kombination mit praktischer Betätigung den Teilnehmerinnen Anleitung für sportliche Betätigung außerhalb und nach Beendigung des Gruppenkurses mitgeben. Weiterhin soll Informations- und Erfahrungsaustausch innerhalb der Gruppe das soziale Netz erweitern, womit eine stetige Motivation aufrechterhalten bleibt.

3 Inhaltlich-methodische Detailplanung

Zur Umsetzung des geplanten Kurskonzeptes wird ein Zeitraum von acht Wochen festgelegt. Pro Woche werden zwei Einheiten stattfinden, die Dienstag und Donnerstag jeweils eine Dauer von 60 Minuten aufweisen, wobei die Dienstagsstunde immer mit einem 20-minütigen Theorieteil eingeleitet wird. Etwas Flexibilität von ca. zehn Minuten wird eingeplant, da die Theorien weniger nach Zeit und vielmehr nach den Inhalten zu planen sind. An den Donnerstagen wird der Inhalt von Dienstag rein praktisch wiederholt und somit manifestiert. Hiervon ausgenommen bleiben die erste und die letzte Woche. Zum Start sowie zum Ende des Kurses sind gesonderte Inhalte vorgesehen, welche weiter unten im Konzept erläutert werden. Für die Teilnehmerinnen wäre es somit wichtig, bei jeder Kurseinheit anwesend zu sein. An beiden Subeinheiten nehmen die Teilnehmerinnen in Sportbekleidung teil. Von der Umkleidezeit bleibt die angegebene Zeitdauer unberührt, sodass keine unnötigen Pausen entstehen. Diese müssen nur bei praktischen Einheiten außerhalb des Studios eingeplant werden. Die Teilnehmerzahl ist auf zwölf begrenzt und setzt ein Minimum von acht Frauen voraus.

Geleitet wird der Kurs von einem erfahrenen und lizenziertem Trainer sowie einem ausgebildetem Physiotherapeuten. Unter ständig hohem Qualitätsanspruch sollen den Senioren möglichst viele verschiedene Ressourcen vermittelt werden. Ältere Frauen brauchen ein gutes Gefühl und haben andere Prioritäten als jüngeres Klientel. Betreuung und Hilfestellung sind hier das A und O, weniger die Preisfrage, denn der Bedarf überwiegt im Vergleich zum Bedürfnis. Jede der 16 Einheiten hat spezielle Lernziele und –inhalte, welche durch nachfolgende Tabelle detailliert aufgeführt werden.

Tab. 6: Angaben zu den konkreten Lernzielen und – inhalten

WOCHE	EINHEIT	LERNZIEL	LERNINHALT
1	1	**Start** • Einführung in den Kursablauf • Grundkenntnisse zur Ausgangssituation der Teilnehmerinnen vermitteln und Basis schaffen für weitere theoretische Einheiten	• allgemeine Informationen über eine PowerPoint-Präsentation durch die Kursleiter • Pre-Testung: Einstiegswerte (Muskelmasse, Hf_{Ruhe}) über Messverfahren in zwei 6er-Gruppen im Wechsel
	2	• Gegenseitiges Kennenlernen und Gewöhnung an die sportliche Belastung	• Erwerb einer Gruppendynamik mittels Kennenlernspiele
2	3	• Wissensvermittlung Herz-Kreislauf-System (HKS): altersspezifisches Ausdauertraining (AT) mit Pulsgurt • Anwendung altersspezifisches AT	• Kritische Auseinandersetzung zum Themenschwerpunkt in einer interaktiven Gesprächsrunde • Vermittlung von gerätegestütztem AT (wahlweise: Laufband, Fahrrad, Crosstrainer)
	4	• Anwendung altersspezifisches AT	• Erweiterung des AT 50 % gerätegestütztes AT 50 % Gruppenkurs Aerobic

Tab. 7: Angaben zu den konkreten Lernzielen und – inhalten

3	5	• Vertiefung HKS: Wirkungen von AT • Anwendung altersspezifisches AT	• Information über PowerPoint-Präsentation durch die Kursleiter • Erweiterung des gerätegestütztem AT (weiteres, differenziertes Ausdauergerät nach Wahl)
	6	• Anwendung altersspezifisches AT	• Vertiefung des Erlernten aus Woche 2 und 3 Aufwärmtraining am Cardiogerät nach Wahl (ca. 20 Min.) Gruppenkurs Aerobic (ca.40 Min.)
4	7	• Wissensvermittlung Muskulatur • Anwendung von Krafttraining (KT) im Alter	• Sicherung der Gruppendynamik: interaktive Gesprächsrunde • Erlernen von funktionsgymnastischen Übungen mit Theraband
	8	• Anwendung von KT im Alter	• Erlernen von Übungen mit Theraband und Kurzhantel
5	9	• Vertiefung/Variationen im KT • Anwendung weiterer KT-Methoden: das Vibrationstraining	• PowerPoint Präsentation zu Vibrationstraining • Erwerb von Übungen auf der Vibrationsplatte
	10	• Kompensation muskulärer Defizite für mehr Belastbarkeit im Alltag durch Kraft- und Beweglichkeitsübungen	• Erweiterung des Vibrationstrainings kombiniert mit Funktionsgymnastik
6	11	• Vernetzung: Möglichkeiten im Fitnessstudio • Vermittlung weiterer Trainingsmöglichkeiten im Studio	• Vermittlung von Tarifen und Leistungen im Lady-Fit • Umsetzung des gerätegestützten Zirkeltrainings Teil I
	12	• Kennenlernen der Angebote und Leistungen im Studio	• Vermittlung weiterer Trainingsmöglichkeiten: gerätegestütztes Zirkeltraining Teil II in Verbindung mit Vibrationstraining
7	13	• Bedeutung eines Dehntrainings vermitteln • Anwendung des Dehnens für ein ganzheitliches, gesundheitsorientiertes Fitnesstraining	• Vortrag durch die Kursleiter • Umsetzung der theoretisch erlernten Dehnübungen
	14	• Vertiefung und Fortsetzung der Dehnübungen	• Umsetzung der erweiterten Dehnübungen mit anschließendem AT wie gelernt
8	15	• Vernetzung: Alltag • Erwerb von Verhaltens- und Verhältnisprävention im Alltag	• interaktive Gesprächsrunde zu Problembereichen im Alltag • Verbesserung der Alltagssituationen (Sitzen, Stehen, Gehen, Bewegungsabläufe etc.)
	16	**Abschluss** • Ermittlung der individuellen Schmerzintensität • Ermittlung der Ergebnisse / Erfolge und	• Analyse der Schmerzintensität-Verlaufskontrolle • Post-Testung: Muskulatur und Hf_{Ruhe}

3.1 Methodische Gestaltung

Ein erfolgreiches Gruppenkonzept hängt entscheidend vom Aufbau jeder einzelnen Einheit ab und muss dementsprechend geplant werden. Prinzipiell gilt eine Einteilung in drei Phasen, sodass ein Aufwärmprogramm auf den Hauptteil vorbereitet und in einem Schlussteil der Körper wieder regeneriert. Hier gilt es, gewisse standardisierte Vorgehensweisen zu vermitteln und dementsprechend zu festigen, sodass die Zielsetzung des Konzeptes stets im Einklang mit den Inhalten bleibt. Über verbale Maßnahmen, wie z.b. Anweisungen und Erklärungen der Kursleiter, visuelle Demonstrationen und Darstellungen und taktile Maßnahmen werden Lernhilfen geboten. Hierfür dient der Einsatz zusätzlicher Präsentationsmedien zur Veranschaulichung und zur Verankerung im Gedächtnis der Teilnehmerinnen. Insgesamt bietet das Konzept einen methodisch fundierten Wechsel von Theorie und Praxis, wobei der Gruppe ständig qualifizierte Betreuer zur Seite stehen. Interessante Vorträge, Wissensvermittlung zum Thema Bewegung sowie wertvolle Tipps legen den Grundstein für eine dauerhafte Integration im Alltag. In der Praxis ist ein dosiertes Kraft- und Ausdauerprogramm vorgesehen, welches mit verschiedenen Extras im Studio und außerhalb dessen sowie durch individuellen Leistungsanalysen ergänzt wird. Ein Eingangs-, Zwischen- und Abschlusscheck veranschaulichen den Trainingserfolg.

3.2 Begründung des didaktisch-methodischen Kursaufbaus

Bereits im Titel wird die Zielgruppe festgelegt und demnach ist ein darauf abgestimmtes schlüssiges Konzept erfolgsentscheidend. Vor allem ältere Frauen sind oftmals gesellig und fühlen sich in der Gruppe wohl. So können Erfahrungen und Standpunkte ausgetauscht werden, wodurch sich soziale Kontakte bilden. Der Kurs findet am frühen Nachmittag statt, sodass die Auslastung des Studios zu besucherschwachen Zeiten besser genutzt wird und die Damen in ihrer Gruppe relativ unter sich bleiben. Innerhalb der acht Wochen gibt es Möglichkeiten, weitere Kontakte zu knüpfen bzw. Erfahrungen zu sammeln. Dazu werden verschiedene Themen, Geräte bzw. Übungen einbezogen, um einen monotonen Ablauf zu vermeiden. Allgemein wird Wert auf die Vertiefung der wichtigsten Inhalte gelegt, wobei wiederum das gemeinsame Trainieren im Mittelpunkt steht, was den Teilnehmerinnen Sicherheit bietet. Kennenlernspiele am Anfang verhelfen neben der koordinativen Komponente dazu, dass die Frauen untereinander kommunizieren und eine Gemeinschaft formen. In den zwei weiteren Wochen liegt der Schwerpunkt im Cardiotraining. Das Herz-Kreislauf-System bzw. die Leistungsfähigkeit der Frauen wird hier durch freie Geräteauswahl berücksichtigt. Eine rhythmische Steigerung erfährt dieser Schwerpunkt durch Aerobiceinheiten.

Als wichtige Ergänzung für das Ausdauertraining wird in den Wochen 4, 5 und 6 auf die Kraft und Muskelleistung eingegangen. Neben Funktionsgymnastik mit verschiedenen Kleingeräten, gewährt ein betreutes Training an Geräten im Studio einen Einblick in Trainingsalternativen. Den Frauen werden außerdem Übungen aufgezeigt, die sie selbstständig auch zu Hause trainieren können. In der 5. Woche erfährt das KT zusätzlich Anwendung der Vibrationsplatte. Hier werden nochmals die aus Punkt 1.2 dargestellten Ergebnisse aufgegriffen und in Kombination mit Funktionsgymnastik in die Tat umgesetzt. Die Vibrationstechnologie bietet im Rahmen des Kurses und darüber hinaus die Möglichkeit, den Teilnehmerinnen ergänzend zum klassischen Bewegungstraining eine weitere gesundheitsförderliche Bewegungsform näher zu bringen und einen andersartigen Bewegungsreiz zu setzen.

Den letzten Themenschwerpunkt legt das Bewegungskonzept in ein Dehntraining. Dabei wird sowohl die statische als auch die dynamische Bewegungsweise berücksichtigt. Ziel ist das Erreichen eines ausgeglichenen Kraftverhältnisses im gesamten Körper zur Ausübung möglichst physiologischer Bewegungsmuster.

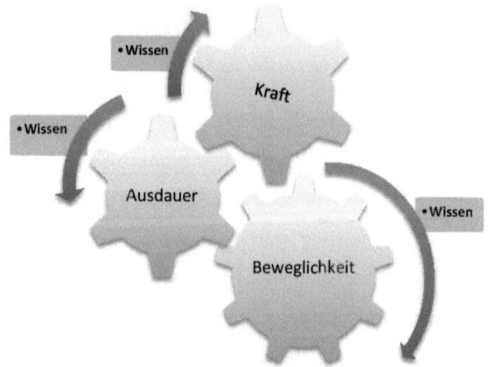

Abb. 2: Zusammenspiel gesundheitsorientierter Komponenten (eigene Darstellung)

BUSKIES / BOECKH-BEHRENS (2009, S. 10 f.) zählen diese drei Elemente zu gesundheitsorientierten Fitnessfaktoren und äußern sich dazu wie folgt: „Durch (...) Ausdauertraining (...) werden vor allem die Leistungsfähigkeit des Herz-Kreislauf-Systems verbessert und das Immunsystem stabilisiert. [Ein Krafttraining] formt den Körper, schützt die Gelenke und Wirbelsäule (...). (...) [W]eder Überbeweglichkeit noch eine eingeschränkte Beweglichkeit [sind] wünschenswert. Ziel ist vielmehr eine optimale individuelle Beweglichkeit.“

Zu erwähnen ist hier noch, dass alle Bewegungsformen so beschrieben sind, dass sie an den persönlichen Voraussetzungen durch Variation der Intensität, Dauer oder durch Modifikation der Bewegungsform angepasst werden können.

In der letzten Woche lernen die Teilnehmerinnen, in Anlehnung an die vorangegangenen Einheiten, alltagsnahe Bewegungsmuster besser bewältigen zu können. In Gruppen- oder Einzelgesprächen findet sich hier nochmal die Möglichkeit, Fragen an die Betreuer zu richten oder themenrelevante Inhalte aufzugreifen. Unter Berücksichtigung der Zielsetzung aus 1.4 sollen die Frauen aus ihrem erworbenen Wissen möglichst selbstständig diskutieren. Beendet werden die acht Wochen mit den Abschlussmessungen sowie einer Zusammenfassung. Jede Teilnehmerin erhält noch einen Gutschein, um einen Tag lang im Saunabereich des Studios entspannen zu können, was eine zusätzliche Komponente der Gesundheit aufgreift und auf die Frauen einen erneuten Sogeffekt ausüben soll. Gemeinsam wird die Gruppe in geselliger Runde bei einem Freigetränk verabschiedet.

4 Dokumentation und Evaluation des Kurskonzeptes

Tab. 8: Evaluationskonzept

INTERVENTIONS-ZIELE	ZIELINDIKATOR	ERHEBUNGS-METHODE	ERHEBUNGS-INSTRUMENT	MESS-ZEITPUNKT
Steigerung der Muskelmasse um 2 % bis zum Ende des Kurses	absolute (kg) und relative (%) Zunahme der Muskelmasse	Bioimpetanzmessung (BIA)	BIA-Körperanalyse	t_0 = 1. Kurseinheit t_1 = nach 4 Wochen t_3 = letzte Kurseinheit
Sauerstoffenergieeinsparung um 10 % beim Ausdauertraining	absolute Verringerung Hf_{Ruhe}	Polar BodyAgeTest	Blutdruckmessgerät für den Oberarm	t_0 = 1. Kurseinheit t_2 = letzte Kurseinheit
Durchführung der Bewegungsabläufe bei einer maximalen Schmerzintensität von 3	subjektiv empfundenes Schmerzempfinden in Intensitätsstufen (0-10)	Schmerzempfinden der jeweiligen Bewegungsmuster erfragen	Skalenbewertung (s. Anhang 4)	nach jeder Kurseinheit

Um physiologische Veränderungen festzustellen und nachweisen zu können, wird zu Beginn, nach der Hälfte sowie am Ende des Kurses ein spezieller Test - die

Bioimpetanzanalyse - zur Messung der Muskelmasse durchgeführt. Daneben bietet die Auswertung noch Einblick in die Veränderung von Fettmasse und Wasserhaushalt, wonach ein langfristiger Trainingsplan ausgerichtet werden kann.

Ein weiterer physiologischer Test soll den Ruhepuls (Hf_{Ruhe}) der Teilnehmerinnen am Kursbeginn und am Kursende ermitteln, um den Einfluss der Inhalte auf die Ausdauerleistungsfähigkeit zu überprüfen. Mittels Blutdruckmanschette erhalten die Frauen auch die Auswertung ihres aktuellen Blutdruckes.

Zum Nachweis der Veränderung des subjektiven Belastungempfindens, werden auf einer Schmerzskala (s. Anhang 4) nach jeder Einheit die individuellen Skalenpunkte eingetragen und am Ende des Kurses zusammen mit den Betreuern besprochen.

Die Frauen sollen hiermit von Anfang an die möglichen Auswirkungen eines adäquaten Fitness- und Gesundheitstrainings erfahren und aktiv in die Gestaltung ihres Bewegungsverhaltens einbezogen werden.

5 Literaturverzeichnis

BETZ, CH./ SCHELL, G./ WÖLFL, F./ WOLFRUM, A.: Die moderne Gesellschaft in Deutschland-Strukturen und Wandlungsprozesse. 1. Auflage, C.C. Bucheners Verlag, Bamberg 2007

BIRG, H.: Komponenten des demografischen Wandels. In: Informationen zur politischen Bildung (2004) 282, S. 4

BLAIR et al.: Mortalität in Abhängigkeit vom Fitnesszustand. Prospektive Studie Aerobic-Center Dallas. Online im Internet:http://www.drstemper.de/seminare/hs-gesundheitssport-ws05-2_2.pdf [Stand: 06.10.12]

BUSKIES, W./ BOECKH-BEHRENS, W.-U.: Fitness- Gesundheits- Training. Die besten Übungen und Programme für das ganze Leben. Originalausgabe, Rowohlt Taschenbuch Verlag, Reinbek bei Hamburg 2009

DIECKMANN, M.: Schmerzskala. Online im Internet: http://www.schmerzskala.de/schmerzskala.html [Stand: 20.06.2012]

GKV-SPITZENVERBAND: Leitfaden Prävention. Handlungsfelder und Kriterien des GKV-Spitzenverbandes zur Umsetzung von §§ 20 und 20a SGB V vom 21. Juni 2000. GKV-Spitzenverband, Berlin (in der Fassung vom 27. August) 2010

HEINING, M.: Goldene Zeiten für den Silbermarkt. In: Body Life Business & Best Practise (2012) 5, S. 50 ff.

KÜNSTLINGER, U.: Kongressbericht VIIth IOC Olympic World Congress on Sport Sciences vom 7.10.-11.10.2003 in Athen. In: Deutsche Zeitschrift für Sportmedizin 54 (2003) 11, S. 334

LUY, M: Warum Frauen länger leben – Erkenntnisse aus einem Vergleich von Kloster- und Allgemeinbevölkerung. In: Bundesinstitut für Bevölkerungsforschung (BiB) Heft 106, Wiesbaden 2002

MORIABADI, R.: Golf fit! – Besser durch gezieltes Körpertraining. BLV Verlagsgesellschaft mbH, München 2004

RAPP, W./ BOEER, J./ ALBRICH, C./ HEITKAMP, HC.: Efficiency of Vibration or Strength Training for Knee Stability in Osteoarthritis of the Knee. In: Akt Rheumatol, Vol. 34 (04), S. 240-245. Tübingen 2009

STATISTISCHES BUNDESAMT: Gesundheit im Alter. Wiesbaden Januar 2012

STATISTISCHES BUNDESAMT: Altersaufbau der Bevölkerung in Deutschland 31.12.2010. Online im Internet: https://www.destatis.de/DE/ZahlenFakten/GesellschaftStaat/Bevoelkerung/Bevoe Bevoelkerungs/Alterspyramide.pdf?__blob=publicationFile [Stand: 31.12.2010]

STENGEL, SV./ KEMMLER, W./ MAYER, S./ ENGEKLE, K./ KLARNER, A./ KALENDER, WA.: Effect of whole body vibration exercise onosteoporotic risk factors. In: Dtsch med Wochenschr, Vol. 134 (30), S. 1511-1516. Erlangen 14. Juli 2009

6 Abbildungs- und Tabellenverzeichnis

6.1 Abbildungsverzeichnis

6.2 Tabellenverzeichnis

Anhang

Anhang 1: Altersaufbau der Bevölkerung in Deutschland (Stand 31.12.2010)

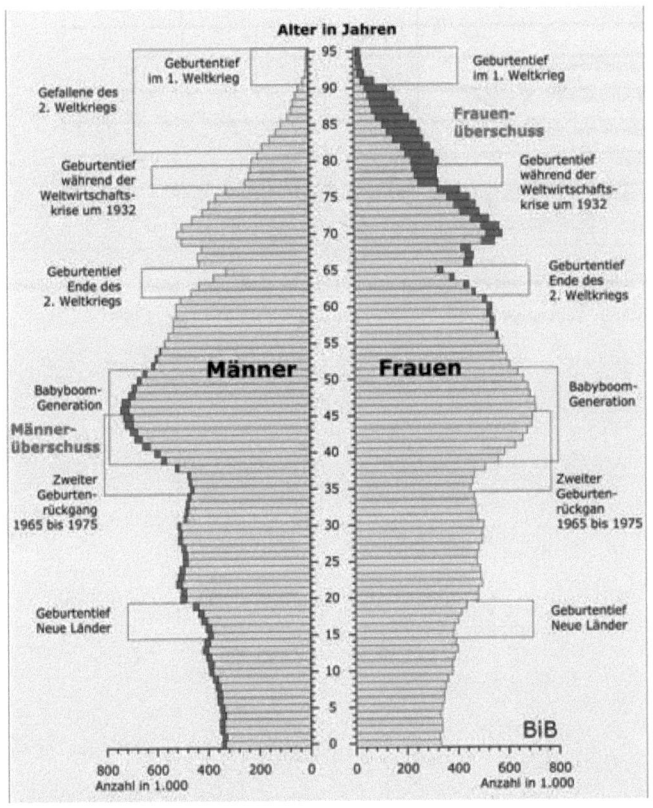

Abb. 3: Altersaufbau der Bevölkerung in Deutschland (STATISTISCHES BUNDESAMT, grafische Darstellung: BiB)

Anhang 2: Leistungsfähigkeit und Sterblichkeit

	Fitness gut	Fitness mittel	Fitness schlecht
	m / w	m / w	m / w
Gesamtsterblichkeit	1 / 1	1,3 / 2,2	3,15 / 5,3
Herz-Kreislauf-Erkrankungen	1 / 1	2,5 / 3,6	7,9 / 9,15
Krebserkrankungen	1 / 1	1,55 / 9,7	4,3 / 16,0
Unfälle	1 / 1	1,1 / 0,6	0,92 / 1,6

*Die relative Mortalität bei guter Fitness wurde gleich 1 gesetzt, angegeben
ist die Überssterblichkeit bei mittlerer / schlechter Fitness.*

Abb. 4: Mortalität in Abhängigkeit vom Fitnesszustand (nach BLAIR et al. 1989)

Anhang 3: Krankheitskosten nach Krankheitsklassen

Tab. 9: Krankheitskosten nach Krankheitsklassen und Alter 2008 in Euro je Einwohner der jeweiligen Altersgruppe

Kapitel	Krankheitsklassen	Insgesamt	Davon im Alter von ... bis unter ... Jahren			
			unter 15	15 bis 65	65 bis 85	85 und mehr
Alle Kapitel	Krankheiten insgesamt	3 100	1 360	2 140	6 520	14 840

Tab. 10: Krankheitskosten nach Krankheitsklassen und Geschlecht 2008 in Euro je Einwohner

Kapitel	Krankheit	2008		
		Insgesamt	Männer	Frauen
Alle Kapitel	Krankheiten insgesamt	3 100	2 740	3 440

Anhang 4: Schmerzskala

Schmerzintensität 10:

Unerträgliche Schmerzen, diese können mit Aggressionen, Depressionen oder auch Selbstmordgedanken verbunden sein

Schmerzintensität 9:

Immense Schmerzen, verbunden mit großer Verzweiflung, Hoffnungslosigkeit, Ohnmacht

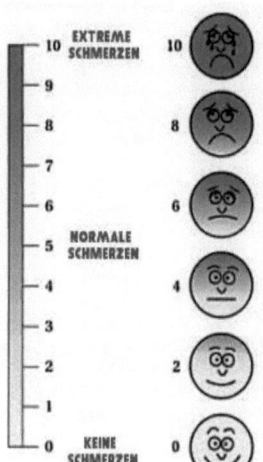

Schmerzintensität 8:

Sehr starke Schmerzen, Unruhe, verbunden mit dem unbändigen Wunsch nach Linderung der Schmerzen, evtl. auch Verwirrtheits- oder deliriumartige Zustände

Schmerzintensität 7:

Starke Schmerzen, die hartnäckig, stechend und für den Patienten sehr erschöpfend sein können

Schmerzintensität 6:

Stärkere Schmerzen, evtl. auch verbunden mit Schlafstörungen

Schmerzintensität 5:

Etwas stärkere Schmerzen, störend, aber noch immer auszuhalten

Schmerzintensität 4:

Mittlere Schmerzen, die sich langsam auf das Befinden auswirken

Schmerzintensität 3:

Die Schmerzen werden etwas hartnäckiger, aber sie sind gut erträglich

Abb. 5: Schmerzskala (vgl. DIECKMANN, 2012)

Schmerzintensität 2:

Die Schmerzen sind gering, aber man nimmt sie langsam mehr wahr

Schmerzintensität 1:

Sehr geringe Schmerzen, die sich kaum bemerkbar machen

Schmerzintensität 0:

Keine Schmerzen, der Patient ist beschwerdefrei